AF456510

9-1931

LA REGENERATION MÉDICALE — AUX GENS DU MONDE

Toutes les maladies guéries par la vertu souveraine des plantes fraîches et de leurs préparations.

NOTICE

SUR

LA MÉDECINE NATURELLE

RETROUVÉE ET RENDUE A L'ÉDUCATION DOMESTIQUE

Basée sur l'ÉLIMINATION du germe de toutes les maladies par la dépuration méthodique du sang, des humeurs et des solides Par l'emploi raisonné des PLANTES et des préparations obtenues avec les SUCS

DE PLANTES FRAICHES

Brochure extraite du LIVRE DE LA SANTÉ qui comprend :

1° *L'Art de se guérir* AVEC CERTITUDE *enseigné par la nature*, ou la MÉDECINE ÉLIMINATIVE;

2° *Le Guide du malade* pour se diriger dans la pratique de la Médecine naturelle.

1 volume in-8°. — 3e édition. — Prix : 3 fr. 50

PAR HUREAUX

Ancien pharmacien à Paris
Dirigeant ses Laboratoires et Cultures de Plantes médicinales de la VALLÉE DE PONTVOISIN

Voir la page 16 de cette Notice

PARIS

A LA LIBRAIRIE PARISIENNE

14, RUE D'ENGHIEN, 14

1865

7-1
29

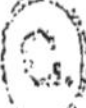

EXEMPLE D'UN TRAITEMENT

DANS SON ÉCONOMIE ET DANS SA MARCHE

Des périodes dépuratives alternant avec des périodes évacuatives constituent les traitements de la médicine naturelle. Les premières préparent les secondes. Elles relevent les énergies vitales et dissolvent les amas durcis des débris organiques, réceptacles des germes de la maladie. Les périodes évacuatives expulsent à leur tour ces éléments morbides dissous par le travail dépuratif.

Voici un exemple de traitement avec un choix approprié de nos préparations de plantes fraiches :

Période dépurative : Pendant huit à douze jours prenez le matin le SIROP TONIQUE de *plantes dèpuratives*, à midi et le soir les SUCS CONCENTRÉS de *plantes dépuratives indigènes* avec la SOLUTION *digestive fondante.*

Période évacuative. A la suite de la période dépurative, provoquez les évacuations plusieurs jours de suite :

Le premier jour avec la *mixture* (laxatif doux);

Le deuxième jour avec la *poudre* (évacuatif doux et actif);

Le troisième jour avec *l'orangeade* (évacuatif tempérant).

On repète alternativement les deux périodes (voir l'instruction générale raisonnée et la pratique des traitements dans le livre de la santé).

Nous ferons remarquer que, si les affections les plus invétérées, rebelles à la médecine ordinaire, cédent à ce traitement souverain, on le doit à deux conditions rigoureuses : 1° aux médicaments préparés par nous-mêmes avec les *plantes fraîches.* En effet, les plantes fraiches sont *vivantes* et les plantes sèches sont *mortes;* la mort est stérile, mais la vie donne la vie; 2° à notre combinaison dans l'emploi des médicaments. Dans cette combinaison, chacun de ces derniers ajoute son action propre à l'action générale et concourt à une épuration complète de l'économie

Ainsi, le *sirop* nommé plus haut active l'assimilation nutritive et donne au sang la force de se purifier. La *solution* opère le travail de la dissolution et la séparation des matériaux usés de la vie organique; les *sucs concentrés* accroissent singulièrement l'énergie de toutes les fonctions vers le double but de l'assimilation et de l'élimination. Enfin, pour arriver par degrés et sans secousses aux évacuations éliminatrices complètes, un doux laxatif (la mixture) sert de transition de la période dépurative à l'évacuative, et cette dernière est close par un évacuatif tempérant (l'orangeade).

Ainsi, tous les chantiers de la vie doucement et profondément épurés ne sont pas soustraits au calme de leurs fonctions normales.

Nous venons de donner en quelque sorte, le type du traitement dépuratif éliminateur (page 13 de notre notice) modifiable seulement dans le choix et dans le nombre des préparations et dans la durée des périodes, selon l'état des malades et l'intensité de la maladie. Ces modifications sont aussi vite saisies par les malades que le discernement qu'on apporte dans le choix de ses aliments.

Il est bien entendu qu'il faut ajouter des moyens auxiliaires ou spéciaux dans certaines affections locales rebelles, mais qui résistent rarement au seul traitement général, parce qu'en raison de la merveilleuse solidarité qui régne dans l'économie vivante, toutes les parties du corps redevenues saines par cette dépuration méthodfque envoyent à la partie malade des secours du principe vital qui fait la force de la nature médicatrice.

INTRODUCTION

A LA VÉRITABLE MÉDECINE NATURELLE

La vie du corps de l'homme touche à de meilleures destinées. Nous avons à faire connaître la source intarissable de la santé enfin retrouvée, où chacun peut venir puiser. C'est de l'enseignement trop longtemps dédaigné des instincts de notre conservation que jaillissent à flots les moyens simples et naturels de délivrer l'humanité de la maladie.

Ces moyens nous donnent enfin la solution du grand problème de la médecine. Ils nous livrent le secret de guérir et de prévenir toutes les maladies avec certitude.

L'événement, pour être accepté, ne demande ni croyance, ni foi aveugle. Il s'adresse aux yeux, au bon sens, à la raison éclairée. Sans être docteur, on peut vérifier la solution du problème. La véritable médecine est la plus simple et la naturelle des choses. Elle existe toute faite dans la nature vivante; mais la science erronée des écoles, perdant de vue l'*art de guérir,* son objet principal, pour des recherches plus brillantes, et s'écartant du but, a défiguré la médecine naturelle et l'a rendue méconnaissable au point de ne pouvoir elle-même la reconnaître dans sa modeste physionomie.

Pour nous, au contraire, qui subordonnons la science incomplète des écoles à l'enseignement plus large de la nature, la médecine nous apparaît dans toute sa simplicité et dans son unité.

Les fonctions organiques de la vie nous démontrent clairement que les innombrables maladies qui assiégent le corps de l'homme sont primitivement autant de manifestations d'une *seule maladie,* quels qu'en soient les caractères, le siége et les appellations scientifiques.

L'art de guérir se trouve ramené à un tel état de simplicité, que son point de départ est l'*unité de maladie,* comme aussi l'*unité de cause,* et qu'il arrive à l'*unité de médication.*

Cette triple unité forme le pivot de la vérité médicale.

Ces principes étant posés, avec la nature pour maître, le bon sens pour guide, la science classique pour auxiliaire, et, pour champ d'observations, la pratique, sans précédent peut-être, de cent cinquante mille ordonnances émanées des principaux médecins de Paris, exécutées par nous comme pharmacien, pendant vingt ans, enfin et surtout les guérisons constantes obtenues par les médicaments éliminateurs, dépuratifs du sang, des humeurs et des solides, confirmant ces principes, nous déclarons et affirmons, en toute conviction et sincérité, que nous avons les moyens assurés d'atteindre le grand but complexe et consolant qui a pour effet :

De tarir la source de toutes les maladies;

De guérir et non pallier celles qui existent, même les plus rebelles à la médecine ordinaire, hormis les lésions profondes des organes, et une constitution altérée dans tous les éléments de l'organisme;

De préparer les mères à enfanter sans danger et avec moins de douleurs;

D'assurer de beaux et vigoureux enfants;

De les amener à la puberté sans avoir connu la maladie;

De faire circuler dans l'âge mûr la séve vive de la jeunesse;

De préparer une vieillesse exempte d'infirmités;

Enfin, de rendre à la durée de la vie ses limites naturelles.

La médecine régénérée vient rendre à la vie et à la nature leurs droits violés par les docteurs de la science.

Les moyens d'obtenir ces résultats heureux et inespérés sont : 1° L'ÉLIMINATION de tous les principes de la maladie par les sécrétions naturelles, par l'exhalation et par les évacuations bien entendues des humeurs nuisibles; 2° la conservation et la dépuration intelligente du sang; 3° une alimentation réconfortante et des principes riches de vie; 4° dans les cas compliqués ou négligés, des agents complémentaires, locaux et symptomatiques, puisés dans la médecine ordinaire.

En résumé : *Soustraire du corps ce qui est mauvais, conserver et renforcer ce qui est bon.*

Ces vérités fondamentales sont démontrées dans la première partie du *Livre de Santé* qui donne la relation du procès intenté, le 28 août 1860, par l'Association des médecins de Seine-et-Marne, à l'auteur de plus de sept cents guérisons obtenues en quelques mois par la médecine naturelle éliminative, et constatées à l'audience par ces mêmes médecins, afin d'obtenir des dommages-intérêts pour m'être permis de guérir leurs malades sans être médecin de leur Faculté.

Mais, qu'est-ce qu'un médecin de Faculté? Il faut bien s'entendre sur la valeur de ce titre et de ses droits. Celui-là est-il médecin parce qu'il se livre à des études d'histoire naturelle, de minéralogie, de botanique, de zoologie, de chimie, de physique, d'anatomie, de physiologie, de pathologie, de toxicologie, de médecine légale, de philosophie? etc.; c'est simplement un savant, un légiste, un docteur, si vous voulez, et non un médecin. Le médecin c'est celui qui guérit. L'expérience a trop prouvé que toutes les sciences qui ont tenté de supprimer l'enseignement et l'instinct de la nature, n'ont pu atteindre le but de l'art de guérir, et l'ont même perdu de vue. C'est donc bien indûment que les docteurs de la science prétendent exercer un droit et un monopole sur les pauvres malades comme s'ils étaient leur propriété.

En effet, avec la vraie médecine naturelle, plus de savoir académique, plus de saignées, plus de diète forcée, plus de poisons pour remèdes, plus de science conjecturale, plus d'erreurs, ni d'obscurités, ni de mystères. Partout la lumière naturelle et l'évidence! Partout, le seul jugement du bon sens! Pour tous, la santé et la maladie connues dans leur essence même. Pous tous, le mal enfin vaincu devant la certitude de guérison.

Nous devons rappeler en passant, que la médecine éliminative n'admet pas, comme la médecine ordinaire, des poisons (mercure, arsenic, vert-de-gris, opium, ciguë, etc.) dans la composition de ses remèdes; mais exclusivement des matières végétales *inoffensives* dont la Providence a doté toutes les régions du globe.

Tout le monde peut aborder avec fruit la lecture de *la Médecine éliminative*. Ce n'est pas un sytème abstrait qui s'adresse à l'érudition des savants, mais une vérité simple portant avec elle le consentement de la saine raison. Au fond, c'est la synthèse générale des faits observés, des expérimentations analytiques et des sciences spéciales formant un faisceau lumineux pour nous démontrer les voies et moyens curatifs de la nature. Les sciences naturelle et physique, anatomique et physiologique, pathologique et thérapeutique, etc., justement rendues à leur rôle secondaire dans l'art de guérir, apportent chacune à ce faisceau le rayon de leur lumière spéciale, dégagée du bagage rebutant des mots techniques. Remises à leur place, ces sciences, par leur union harmonique, font jaillir la vérité palpable, comme toutes les couleurs et nuances arrivées à la fusion parfaite produisent la lumière blanche.

La médecine conjecturale des Écoles se montre, des hauteurs de l'enseignement classique, inaccessible à l'intelligence du vulgaire, qui doit l'accepter ou la subir sans la comprendre. La médecine positive de la nature est acquise à tous. On en trouve l'enseignement dans l'instinct de sa conservation, dans les moyens naturels. On la retrouve dans les habitudes spontanées de la vie et dans la langue des hommes simples.

Quel est le lecteur impartial de *la Medecine naturelle éliminative* à qui n'échappent pas ces mots : « C'est vrai! c'est la vérité! » C'est que l'homme est naturellement le médecin de lui-même, et qu'il se reconnaît enfin docteur de la vraie médecine, de par la nature.

La médecine régénérée n'a donc rien de commun avec la langue inintelligible de la vieille médecine. Chacun la comprend avec une facilité inattendue.

Qu'on ne vienne plus dire que les hommes étrangers aux sciences spéciales n'ont rien à voir aux choses de la médecine : de la fausse médecine, soit; mais la véritable médecine s'adresse à l'intelligence de tous, se place à la portée de tous, comme toute vérité simple et naturelle. De plus, elle s'appuie sur les faits. Elle offre à tous la preuve du philosophe qui se mit à marcher pour prouver le mouvement : pour prouver qu'elle est vraie, la médecine éliminative guérit.

LA MÉDECINE NATURELLE

RENDUE A L'ÉDUCATION DOMESTIQUE

I. La maladie n'est plus un mystère,
Ni la guérison une conjecture.
II. Soustraire du corps ce qui est mauvais,
Conserver et renforcer ce qui est bon.

La maladie et la santé, demeurées des mystères impénétrables aux recherches systématiques, sont connues aujourd'hui dans leur essence même. La médecine, rendue à l'enseignement de la nature, cesse d'être un chaos; elle devient une notion simple et positive, naturellement à la portée de tout le monde; elle retrouve partout et rend à chacun le savoir instinctif du bon sens médical; elle soulève le voile sur le mystère de la maladie; elle ne laisse plus de conjectures à la guérison.

Ces grandes et simples vérités, qu'on ne peut plus garder pour soi dès qu'on les possède, trouvent leur démonstration dans le bon sens dégagé des préjugés de la science, et leur preuve dans l'accomplissement des faits. La multiplication de ces faits consolateurs par l'initiative de la famille, voilà surtout notre but.

Devenu le médecin de soi-même par l'instruction la plus simple, chacun peut désormais prévenir infailliblement la maladie ou constamment se guérir avec certitude, dès qu'il ne laisse pas au mal le temps de détruire ou de léser les organes.

La médecine de la nature est comprise en germe dans l'instinct de notre conservation; on développe ce germe par la lumière de l'instruction. Cette instruction se trouve être facile et attrayante dans notre opuscule, le *Livre de la Santé*. Un enfant en comprend la lecture; une mère peut le confier à sa fille. Ce petit ouvrage, qui devrait entrer dans l'éducation domestique, n'est encore qu'un premier jet d'une profonde conviction et d'une grande vérité; mais nous le perfectionnerons en le complétant et en tâchant de lui donner de plus en plus le cachet de l'utilité pratique.

Quoi de plus utile et de plus intéressant que d'apprendre à se connaître dans la vie intelligente et harmonique de notre être, dans l'économie vivante de notre corps, premier instrument de bonheur, de ce corps pour lequel notre négligence trop commune est un crime de lèse-nature, trop souvent payé par une existence de souffrances physiques. Ces souffrances sont les convulsions de son harmonie rompue, préjudiciables même au bonheur de ceux qui nous entourent ou de ceux à qui nous pouvions être utiles.

Mais dès que nous connaissons l'harmonie admirable et infinie du corps humain, œuvre divine dont la garde est confiée à notre responsabilité, nous voulons religieusement la conserver, et, autant par affection que par devoir, nous ne permettons plus qu'elle puisse être atteinte par la maladie.

L'instruction qui nous porte à la connaissance de nous-mêmes nous conduit au bonheur par l'accomplissement d'un devoir envers Dieu, envers nous et envers la société. La médecine naturelle dans l'instruction élémentaire serait donc d'intérêt moral, privé et public.

Or, avec des notions élémentaires, les moyens pratiques de rétablir la santé ou de la préserver de la maladie sont aussi naturels et aussi faciles que ceux d'entretenir la vie avec les aliments ; ces moyens sont les dépuratifs éliminateurs puisés dans la vertu souveraine des plantes. L'incomparable utilité de ces innocentes préparations ne peut manquer de les rendre familières à tous, et nous réglerons nous-mêmes l'opportunité de leur emploi avec la même sûreté que l'appétit met à nous commander nos repas. Il y a longtemps que cette heureuse innovation existerait par tradition et qu'il n'y aurait plus de maladie, si les médecins ne s'étaient jamais faits docteurs.

En attendant, nous publions les instructions nécessaires (*Livre de la Santé*), afin de mettre les malades ou les personnes prédisposées à la maladie à même de se diriger elles-mêmes dans la marche du traitement indiqué, voulu et suivi par la nature.

Nous mettons aussi à leur disposition, dans les conditions de la plus grande économie, les dépuratifs éliminateurs, SUCS concentrés et autres préparations de *plantes fraîches*, traitées dans toute la vigueur de leur séve et de leurs vertus.

Jusqu'ici, nous n'avons pas voulu confier à d'autres qu'à nous-mêmes la préparation des médicaments qui composent la médication dépurative naturelle ou éliminatrice, parce que cette fabrication, remise à ceux qui ont des intérêts contraires, compromettait la médecine régénérée, qui heurte les vieilles corporations médicale et pharmaceutique. Qu'adviendrait-il donc des médicaments de la *Médecine éliminative*, quand les meilleures formules du Codex ont perdu leur juste réputation, pour avoir été mal exécutées par la généralité des pharmaciens qui avaient un intérêt direct à les bien exécuter ?

Toutefois, la pensée de garder un secret ou de faire un monopole est loin de nous. On trouve le formulaire à la fin de notre petit ouvrage, le *livre de la santé*. Mais nous n'avons encore *confié à personne* nos procédés de manipulation.

ENSEIGNEMENT DE LA NATURE DANS SES VOIES ET MOYENS DE GUÉRISON.

(Passages tirés de la première partie du *Livre de la Santé*.)

Sans être savant, chacun a pu observer qu'une sueur rentrée, que la sécrétion des urines interrompue ou ralentie, et que la constipation sont des causes prédisposantes de maladies. Nous irons plus loin : c'est une vérité palpable que, ces trois fonctions éliminatrices étant parfaitement remplies, il y a complète harmonie dans l'économie organique ; par conséquent, santé parfaite, sang pur et riche de vie, éloignant toute prédisposition à la maladie.

Si donc nous nous entourons de toutes les conditions hygiéniques capables de conserver intact l'exercice de ces trois importantes fonctions de l'épuration du corps, nous serons toujours sûrs de nous maintenir en bonne santé. Mais étant quelquefois dans l'impossibilité de ne pas manquer à ces conditions essentielles de la santé, que pratiquons-nous pour réparer les effets fâcheux de ces omissions? Dès la première atteinte du mal, tous nos soins nous portent précisément, à notre insu, à suractiver les trois fonctions éliminatrices : urinaire, transpiratoire et déjective. En effet, sans consulter personne, nous nous mettons instinctivement au lit, dont la bonne chaleur ramène la transpiration ; nous prenons des boissons chaudes, adoucissantes, qui activent la transpiration de la peau et la sécrétion des urines ; enfin, si nous obéissons au vœu de la nature, toujours sûrement manifesté dans l'instinct des animaux, nous prenons des dépuratifs et des purgatifs empruntés au RÈGNE VÉGÉTAL, *herbes* ou *plantes fraîches*.

Ces simples observations puisées dans le bon sens pratique de la vie journalière, ces soins que nous copions dans les élans de la nature prise sur le fait, nous font connaître la véritable cause de nos maladies et les vrais moyens de les guérir. *L'épuration du corps par les voies d'élimination, voilà la base de toute médecine.* En effet ce traitement naturel rudimentaire, une fois éclairé des lumières de la vraie science et complété par les perfectionnements de l'art, ce traitement repris et dirigé avec intelligence et méthode aboutit *infailliblement* à la guérison, à la seule condition qu'il n'y ait pas lésion profonde des organes, et que les sources de la vie ne soient pas épuisées par une trop grande vieillesse ou par une constitution délabrée qui ne permet plus aucun travail ni d'épuration, ni de renouvellement. *Traiter les plantes à l'état frais pour en extraire et concentrer les sucs ou la séve encore vivante qu'on transforme en diverses préparations, telle sera toute la pharmacie de l'avenir.* Si cet art simple et naturel n'avait pas été si longtemps méconnu, le cortége des maladies qui accablent l'humanité ne pèserait pas aujourd'hui sur elle; les nombreux médicaments qui n'ont une raison d'être que par suites des égarements de la science médicale seraient sans emploi; enfin, quelques remèdes éliminateurs rempliraient toutes les prescriptions de la vraie médecine de la nature, de la médecine simplifiée. . . . .

. . . .

Suivons maintenant la nature dans ses efforts pour nous délivrer du mal; voyons comment elle opère, quelle marche elle suit; car, pour lui servir utilement d'auxiliaire au jour du danger, la vraie médecine doit imiter la nature, et n'avoir pas d'autre maître ni d'autre école.

Quand une maladie se termine favorablement, et qu'on assiste à une guérison spontanée, ce qui arrive constamment toutes les fois que la nature n'a pas été contrariée par nos passions ou par l'opposition des faux systèmes, on observe toujours, soit une transpiration abondante ou une émission d'urine chargée, soit une diarrhée ou un écoulement muqueux, soit des vomissements ou des évacuations de pus, de glaires et de bile, soit une éruption sur le corps ou des croûtes et des rougeurs, des boutons dits de fièvre sur les lèvres, etc. Ainsi, le rhume se termine par une expectoration plus ou moins abondante; une attaque d'hystérie ou d'épilepsie, par un écoulement blanc; un refroidissement par une forte transpiration; la rougeole, la variole, la petite vérole par une puissante éruption cutanée; tous les catarrhes, toutes les maladies muqueuses, par l'expulsion de de mucosités; les clous, les furoncles, les abcès, par suppuration ou par résolution; mais, pour nous, la résolution est une suppuration interne, comme nous le verrons plus bas; la jaunisse, par les évacuations de la bile; une indigestion par les vomissements; les maladies de poitrine, par l'expectoration; les maux de reins, par les urines épaisses. Je ne parle pas des plaies et ulcères, qui sont des émonctoires que la nature met à profit pour débarrasser le corps des humeurs qui l'encombrent. Cela est si vrai, qu'il y a danger à les supprimer, si on n'a pas le soin de donner un autre cours à ces humeurs et de les expulser, sous peine de les voir causer les plus grands ravages dans les formes les plus variées.

Comme la nature est un grand maître, et nous donne un bel enseignement qnand nous nous en rapprochons avec l'abnégation de nous-mêmes! Pouvait-elle nous apprendre plus clairement que sa *voie de guérison*, c'est l'expulsion des humeurs corrompues et l'épuration permanente du corps par l'élimination. Et n'est-il pas évident que la *médecine éliminatrice* est véritablement l'art de guérir enseigné par la nature?

COMMENT LES ÉVACUATIONS ÉLIMINATRICES DIFFÈRENT EN PRINCIPE ET EN FAIT DES PURGATIONS ORDINAIRES.

Pour le médecin classique, un purgatif est un mordant qui râcle les intestins, comme l'acide et le grès curent le cuivre. Il en résulte simplement pour lui une irritation locale dérivative, utile à ses vues, qu'il s'efforce de modérer par un régime débilitant. Telle est la médication purgative classique, qui méconnaît le principe et dénature en fait le moyen universel de guérison enseigné, voulu et suivi par la nature.

La médication éliminatrice, au contraire, qui remplit et seconde les vues de la nature, loin d'être irritante, fait disparaître les inflammations préexistantes de l'estomac et des intestins. Son action *rafraîchissante*, tour à tour dépurative et déjective, n'est nullement locale; mais les remèdes éliminateurs sont digérés et se répandent dans les profondeurs de l'organisme pour épurer le sang et les humeurs, pour activer les fonctions digestives et nutritives, les sécrétions urinaires, cutanées, muqueuses, séreuses, enfin pour lancer au dehors les matériaux usés et encombrants du travail organique.

Cette opération complexe des éliminations, qui répare tous les ressorts de l'organisme vivant, demande un surcroît de vie que lui donne une alimentation réconfortante. Son régime, par conséquent, loin d'être débilitant, doit être et est essentiellement fortifiant.

Ce qu'on entend vulgairement par médecine ou médication purgative, se borne donc à une action spéciale irritante et dérivative, exercée sur la muqueuse de l'appareil digestif, de l'estomac et des intestins.

La médecine éliminative a une action générale, qui s'étend à toutes les sécrétions, « dans le but d'enlever à l'économie vivante les molécules organiques détachées par le travail d'élimination nutritive; d'épurer les humeurs, et particulièrement le sang, des matériaux hétérogènes, acrimonieux ou nuisibles, qui peuvent s'y trouver importés sous l'influence de l'absorption. »

La médication éliminatrice s'exerce donc sur toutes les fonctions sécrétoires : exhalations séreuse, synoviale, cellulaire, muqueuse, cutanée et pulmonaire, sur les sécrétions folliculaires de la peau et des muqueuses, sur les sécrétions salivaire, biliaire et urinaire.

Ses moyens ne sont pas limités à des remèdes internes, dépuratifs et évacuatifs, mais ils sont pris aussi parmi tous les agents externes qui peuvent contribuer à la résolution, à la circulation et à l'expulsion des humeurs nuisibles. Ainsi, un bain, un cataplasme émollient, une tisane béchique, etc., sont des moyens qui rentrent dans la pratique de la médecine éliminative.

On voit toute la distance qu'il y a des évacuations éliminatrices aux purgations classiques.

NOUVEL APERÇU GÉNÉRAL DES MALADIES. — LA PLAIE INCURABLE DE LA VIEILLE MÉDECINE.

Les innombrables maladies qui assiègent le corps de l'homme sont autant de manifestations de la même cause morbifique quelle que soit la variété de leurs appellations scientifiques, à l'exception de celles qui arrivent par blessures *physiques* ou *morales*.

J'ai précédemment démontré, jusqu'à l'évidence, que l'*unité de maladie* est l'expression finale de la vérité en médecine.

Je vais donner quelques nouvelles considérations à l'appui de cette grande et utile vérité.

Je ne remonterai pas ici à la cause des maladies, qui est primitivement toujours *une* aussi, comme je l'ai mis hors de doute ailleurs.

Arrivée au terme de son incubation dans la fermentation des humeurs viciées, on remarque que la maladie occasionne des symptômes généraux communs à tous ses débuts d'invasion ; les différences de formes n'arrivent que secondairement, à partir du moment qu'elle quitte l'occupation vague de tout l'organisme, pour aller se fixer sur un point du corps qui lui offre le plus de prise, en raison de sa faiblesse et de sa mauvaise constitution.

Ainsi la maladie qui vient d'éclore, et qui est toujours primitivement le même, effet d'une même cause, reçoit, par exemple, les noms de : *ostéite, périostite, nécrose, exostose, ostéosarcome, spinaventosa, ostéomalacie*, etc., si elle se fixe sur les os.

Si la maladie se fixe sur les articulations, sur les muscles, on la nomme : *arthrite, rhumatisme, torticolis, pleurodynie, lumbago, myosite*, etc.

Si la maladie se fixe dans le cerveau, on la nomme : *encéphalite, hydrocéphalie, migraine, chorée, méningite, arachnoïdite, cérébrite*, etc., etc.

Si elle se fixe dans les yeux, on la nomme : *conjonctivite, kératite, choroïdite, sclérotite, cristalloïdite, otinite, amaurose, hydrophthalmie, ambiopie, diplopie, héméralopie, nyctalopie, iritis, ophthalmie, pannus, ptérygion, onyx, hypoppion, staphylome, taies, cataracte, mydriase*, etc.

La maladie, originairement la même, reçoit ainsi des appellations à l'infini, selon les organes ou les parties d'organe qu'elle y occupe. Représentez-vous maintenant chaque auteur de système donnant un nom nouveau de son cru à toutes ces fractions, à tous ces lambeaux de la maladie, et à peine aurez-vous une idée de la division qui règne aujourd'hui dans la science médicale.

Ces nomenclatures prolixes, et trop souvent contradictoires, sont inventées par les princes de la science pour signifier que toutes les formes et les manifestations de la maladie sont autant d'entités, autant de maladies d'une nature différente, ayant toutes une origine différente, et demandant des médications différentes.

Mais on a vu que ces innombrables maladies ont toutes une origine commune et sont toutes une seule et même maladie, se modifiant selon les parties du corps qu'elle va occuper, et se montrant plus ou moins grave, selon l'état du malade et la partie visitée par le mal.

Cette vérité paraît dans tout son jour devant un fait qui se produit souvent. Il arrive qu'une maladie localisée change de place, va s'établir sur un autre point du corps, disparaît, revient, ou se montre ailleurs. Vous avez, par exemple, un mal de tête qui se dissipe promptement; un rhume de cerveau lui succède qui disparaît de la même manière; survient un mal de gorge, puis un gros rhume, puis une fluxion de poitrine. Le médecin classique vous dira que vous avez une *céphalalgie*, un *coryza*, une *laryngite*, une *bronchite catarrhale* et une *pneumonie;* de là cinq médications différentes. Mais le gros bon sens nous dit, avec la *Médecine éliminative*, que la maladie vous a successivement passé par le cerveau, le nez, la gorge et la poitrine; et la raison nous prescrit la même médication pour en éliminer le germe avant qu'elle ne cause des ravages locaux.

Nous avons mis le doigt sur la plaie incurable de l'ancienne médecine. La malheureuse habitude de faire de toutes les formes et incidences de la maladie autant de maladies principales, a jeté l'art de guérir dans une extrême confusion. On n'est d'accord sur rien; la divergence d'opinions est partout. Voulez-vous savoir où en est arrivée la science, même à l'endroit des maladies les plus communes? Parcourons un instant les galeries de l'art savant, et prenons pour sujet d'étude, par exemple, la fièvre typhoïde. — Cette statue, encore à l'état d'ébauche, a déjà reçu à elle seule quatorze dénominations *scientifiques;* les voici :

Fièvre typhoïde.
Fièvre putride.
Fièvre bilieuse.
Fièvre muqueuse.
Fièvre maligne.
Fièvre lente.
Fièvre nerveuse.
Fièvre adynamique.
Fièvre ataxique.
Gastro-entérite.
Entérite-folliculeuse.
Entéro-mésentérite.
Dothinenterie.
Fièvre éruptive intestinale.

Des centaines de volumes ont été écrits sur cette terrible maladie, pour aboutir aux traitements qui suivent. Afin de n'être pas taxé d'exagération, je copie textuellement ce passage d'un ouvrage estimé de médecine (*Anthropologie*, 4e édition; 1851, t. II, p. 356).

« S'il est une chose à faire douter de la médecine, c'est la divergence d'opinions à l'endroit » de la nature et du traitement de la fièvre typhoïde, car chaque auteur préconise une méthode » spéciale. Ceux qui considèrent la maladie comme une inflammation intestinale pure, emploient » les saignées répétées; ceux qui voient en elle une sorte de fièvre éruptive, font une médecine » expectante, c'est-à-dire ne font que surveiller et diriger les efforts de la nature. D'autres, se » préoccupant de l'état adynamique, placent leur confiance dans les toniques et les antisep- » tiques. Ceux-ci préfèrent les purgatifs, parce qu'ils sont imbus des doctrines anciennes de » l'humorisme, et que la première indication pour eux est de combattre la putridité des liquides; » ceux-là enfin emploient des moyens empiriques, tels que le sulfate de quinine, les contre- » stimulants. »

Je laisse au lecteur le soin de tirer lui-même ses conclusions, et j'ai hâte de sortir de ce dédale qu'on nomme la médecine officielle.

Cette science, étalée avec tant de faste, aboutit enfin à un doute et à la plus incroyable divergence d'opinions sur le traitement de la maladie la plus vulgaire, dont on ignore encore la nature!

Laissons là cette confusion de langues, et revenons vite à la doctrine si claire de *la Médecine naturelle éliminative,* qui nous enseigne, dans la langue du simple bon sens, et la nature et le traitement de la fièvre typhoïde. Sa nature, nous la connaissons : une grande infection d'humeurs putrides a causé la maladie, qui s'est fixée sur les intestins. Son traitement découle de cette connaissance : *éliminez* la cause, l'effet disparaît.

Pour nous résumer, nous pouvons donc conclure ici, comme dans notre brochure, à l'unité de cause et à l'unité de maladie. Hors cette vérité fondamentale, on tourne dans le cercle vicieux du doute, de l'incertitude et de la confusion.

De l'unité de cause et de l'unité de maladie, conduisant à l'unité d'une médication dépurative éliminatrice, au moyen de l'expulsion du germe de la maladie, et résolvant le problème du traitement par correspondance.

Contrairement à la pratique conjecturale de la médecine ordinaire, toute pleine d'erreurs et de dangers, l'innocente médecine de la nature, si simple et si positive dans ses applications, permet, dans la grande majorité des cas, de prescrire des traitements *par correspondance.*

En effet, avec l'unité de cause, l'unité de maladie et l'unité de médication (ce qui ne signifie pas un médicament unique), pour bases de la médecine, les traitements prescrits sur renseignements ne peuvent omettre aucune condition essentielle de guérison dans les cas sans gravité.

Que la maladie se trouve, soit dans le sang et les humeurs : *aigreurs, indispositions, malaises, obstructions, gourme, chlorose, anémie, affections bilieuses,* etc.;

Soit dans l'estomac, les intestins : *constipation, diarrhée, gastrite, gastro-entéralgie, pituite, carreau, indigestion, choléra,* etc.;

Soit dans les bronches, la poitrine : *rhume, grippe, coqueluche, pneumonie, phthisie, pleurésie, oppression, asthme,* etc.;

Soit dans les muscles, la circulation, le tissu cellulaire : *goutte, rhumatisme, furoncles, crampes, tumeurs blanches,* etc.;

Soit dans le système nerveux : *épilepsie, paralysie, hystérie, migraine, névralgies, névroses, convulsions,* etc.;

Soit dans le système lymphatique, les glandes : *scrofules, syphilis, jaunisse,* etc.;

Soit sur les muqueuses, la peau : *écoulements, catarrhes, éruptions, démangeaisons, dartres, ulcères, chancres,* etc., etc.; toutes ces maladies aux mille noms et formes étant au fond une MÊME et SEULE MALADIE, produite primitivement par une SEULE et MÊME CAUSE, et toutes devant être indistinctement traitées *à priori,* par l'expulsion de cette cause primitive, la médication doit toujours être, en principe, éliminatrice, variable seulement dans ses degrés, qu'il faut approprier à l'état du malade. Que la maladie soit un peu plus, un peu moins profonde, c'est toujours par l'expulsion de son germe qu'il faut agir, hormis les cas désespérés par suite des lésions profondes des organes essentiels, ou la décrépitude qui ne permet plus un travail d'épuration ni de renouvellement. — Le traitement local et symptomatique, toujours complémentaire, quand il doit avoir lieu, trouve souvent aussi dans la correspondance les éléments de sa prescription.

L'art de guérir effectivement régénéré.

Si l'on recourait avec opportunité à la médecine éliminative comme moyen préservatif, les maladies aiguës et chroniques n'existeraient bientôt plus qu'à l'état de souvenir dans la mémoire des hommes.

Et si toutes les maladies étaient prises au début, si on n'attendait pas que les malades fussent à moitié morts, ou estropiés par les écarts d'une fausse médecine, on pourrait se renfermer exclusivement dans les applications de la belle doctrine unitaire de l'art de guérir régénéré : unité de cause, unité de maladie, unité de médication. L'unité de médication est tout entière dans l'élimination du germe de la maladie.

Malheureusement il faut compter longtemps encore avec la funeste indifférence des hommes à se guérir dès l'apparition des premiers syptômes précurseurs de la maladie. La nature donne ses avertissements, mais on les néglige.

Vous riez d'une indisposition passagère, mais cette faible indisposition est le premier ébranlement de la vie, causé par l'incubation de la maladie qui vous emportera, au moment où vous croyez votre santé invulnérable. Ou bien, vous recourez à une médecine pleine d'erreurs et de dangers, qui vous atermoie sans vous guérir, parce qu'elle n'opère pas la soustraction de l'œuf mortel de la redoutable incubation. Ou bien, si c'est déjà le terme de la fatale incubation, si c'est la maladie formidable qui se déclare, au lieu de l'expulser prudemment, on la retient prisonnière; au lieu de renforcer la vie, on l'épuise par les saignées et la diète, et on enlève ainsi à la nature les moyens de combattre son ennemi. On garrotte l'un, on affaiblit l'autre : les deux adversaires ont cessé de lutter, et ils restent en présence; et cela s'appelle guérir! Et c'est après cet appauvrissement de la vie et avec le mal vieilli dans le corps qu'on vient enfin demander une guérison à la médecine éliminative. La vraie médecine de la nature n'a pas seulement alors à préparer la santé de l'avenir, elle a aussi à réparer les fautes du passé! Elle a bien à faire alors, et cependant elle le fait encore en échange de la persévérance et de l'exactitude. Elle peut encore parvenir à l'expulsion des maux profondément enracinés, et faire couler de nouveau les sources à demi taries de la vie. Mais on comprend alors que la médecine éliminative, sortant de son domaine propre des maladies primitives, où elle est à elle seule toute-puissante, doive s'adjoindre quelquefois, pour réparer les désordres locaux vieillis, une médication auxiliaire locale et symptomatique. Ce sont des moyens transitoires de la pratique, qui deviennent superflus à mesure qu'on prévient la maladie par l'usage préventif de la médecine éliminative.

Il est établi que la médecine éliminative est la traduction exacte des moyens que la nature emploie pour nous préserver ou nous délivrer de la maladie. Elle est donc la véritable médecine de la nature, qui suffit à la conservation et au rétablissement de la santé, tant que les lois de son action médicatrice ne sont pas méconnues, d'une part, par l'excès des passions ou par des accidents, et, d'autre part, par les écarts des systèmes médicaux qui lui font violence.

C'est seulement en présence de la maladie, négligée ou aggravée par ces infractions, qu'un médecin devient nécessaire, mais encore en seconde ligne, c'est-à-dire après que les conditions de la médecine naturelle ont été remplies; alors seulement doivent intervenir les applications de détail. Il faut que chacun le sache : ces dernières arrivant sur une terre défrichée et purgée par la médecine éliminative, ont une puissance d'action qui étonne, et amènent des guérisons qui paraissent tenir du prodige. Ah! c'est vraiment la régénération médicale pour celui qui est témoin de faits si éloquents!

DES RENSEIGNEMENTS UTILES A L'INDICATION DES TRAITEMENTS PAR CORRESPONDANCE.

Les malades qui se proposent de se faire traiter par correspondance doivent simplement répondre à chacune des questions suivantes dans leur première lettre :

Age? Fort ou faible de constitution? Embonpoint ou maigreur? Tempérament bilieux, lymphatique, sanguin ou mixte?

Genre de vie? Alimentation habituelle, appétit, digestion?

Aptitude de l'estomac pour le vin, pour les boissons excitantes ou pour les adoucissants?

Nausées ou envies de vomir? Hernies?

Etat des selles, des urines et de la transpiration? Constipation?

Simple énumération des maladies antérieures?

Siége principal et symptômes généraux de la maladie actuelle?

Ses traitements antérieurs?

DIVISION EN TROIS SÉRIES

DE TOUTES LES MANIFESTATIONS DE LA MALADIE

SOUS LE RAPPORT DE LA MÉDICATION NATURELLE

Règle générale :

1° La médication éliminatrice exclut toute autre médication dans tous les cas où l'incubation de la maladie n'est point arrivée à terme.

2° Quand la maladie est déclarée, et qu'elle est à l'état aigu, accompagnée de symptômes graves, les moyens auxiliaires palliatifs doivent se combiner avec la médication éliminatrice et souvent la précéder.

3° Dans les maladies chroniques invétérées, la médication éliminatrice doit constamment précéder l'action locale des moyens auxiliaires.

PREMIÈRE SÉRIE.

AFFECTIONS DEMANDANT UNE MÉDICATION EXCLUSIVEMENT ÉLIMINATRICE.

Toutes les prédispositions à la maladie.
Tous les symptômes précurseurs de la maladie.
Toutes les indispositions.
Toutes les affections non localisées.
L'âcreté du sang et des humeurs, l'acrimonie.
Un accouchement heureux à assurer.
L'âge critique à passer sans danger.
Les aigreurs de la bouche et de l'estomac.
L'apoplexie à prévenir.
Les attributs évanouis de la fraîcheur et de la santé à reconquérir.
Les coliques des jeunes enfants.
La constipation.
La contagion à prévenir.
Le coryza.
La dentition.
Le diabète sucré.
La durée moyenne de la vie à prolonger.
Les humeurs morbides ou viciées.
La gourme des enfants.
L'hypocondrie.
Les infirmités de vieillesse à éviter.
Le lait répandu.
Les maladies contagieuses récentes.
Toutes les maladies à prévenir.
Les natures lentes à se former.
L'obésité.
Les obstructions.
La pléthore.
Les poitrines grasses.
Les rétentions d'urine
Les suites de couches et affections si communes aux femmes.
La séve de la jeunesse à revivifier dans la maturité de l'âge
La toux grasse.
L'urine sédimenteuse.

DEUXIÈME SÉRIE.

MALADIES DANS LESQUELLES IL FAUT UNE MÉDICATION ÉLIMINATRICE APPROPRIÉE A UNE MÉDICATION PALLIATIVE OU SYMPTOMATIQUE.

Toutes les maladies graves aiguës qu'on a négligé de prévenir par la médecine éliminative ou arrivées par accident.
L'angine.
Les asphyxies.
Les attaques d'apoplexie.
Les attaques d'épilepsie.
Les attaques d'hystérie.
Le chancre.
Le charbon.
Le choléra.
La constipation inflammatoire.
Les convulsions.
Le croup.
La dyssenterie.
Les névralgies d'estomac, d'entrailles.
Les fièvres inflammatoires.
La fièvre jaune.
Les fièvres éruptives.
La fièvre typhoïde.
La gangrène.
La grippe.
Les fluxions de poitrine.
Les indigestions.
Les inflammations aiguës.
La laryngite.
Les grands maux de gorge.
Les maladies nerveuses aiguës.
Le miséréré.
Les grandes oppressions.
La péritonite.
La petite vérole.
La pleurésie.
La pneumonie.
La scarlatine.
Les tremblements convulsifs.

Les ménagements qu'il faut prendre avec les maladies aiguës, compliquées de symptômes alarmants, doivent avoir ici leur explication. La maladie, qu'on a malheureusement laissé venir à terme, est un être vivant qui a ses phases de croissance, de durée et de décroissance dont il serait quelquefois dangereux de vouloir arrêter brusquement la marche. Ce qu'il fallait faire exclusivement et énergiquement sans aucun danger, avant l'éclosion du mal, on ne peut plus le faire si librement après que la maladie est déclarée, ennemi redoutable de la vie, avec lequel il faut bien alors compter avant d'arriver à son expulsion complète. C'est pourquoi il est prescrit d'allier des moyens palliatifs avec les éliminations.

TROISIÈME SÉRIE.

AFFECTIONS DEMANDANT LA MÉDICATION ÉLIMINATRICE BIEN SOUTENUE, ET SUIVIE QUELQUEFOIS D'UNE MÉDICATION LOCALE.

Toutes les maladies chroniques invétérées.
Les affections nerveuses.
L'anaphrodisie.
L'anévrisme (les symptômes de).
Les aphthes.
Le manque d'appétit.
L'atonie générale ou partielle.
Battements de cœur (la violence des).
La coqueluche.
Le coryza.
Les coups de soleil.
Les crampes.
Les dartres.
Les démangeaisons.
La diarrhée.
Les difficultés d'uriner.
Les digestions difficiles.
L'ébullition du sang.
Les écoulements par les oreilles.
— par l'urètre.
— blancs.
Les embarras gastriques.
Les engorgements des glandes.
Les engorgements laiteux.
L'engourdissement.
L'enrouement.
L'épilepsie.
L'érésypèle.
Les étourdissements.
Les évanouissements.
Les excroissances syphilitiques.
La fétidité de l'haleine.
La fièvre intermittente ou des marais.
Les flactuosités.
Les flueurs blanches.
La gale.
La gastrite.
Les gencives sanieuses.
La bouche fétide.
Les bourdonnements d'oreilles.
Les boutons de chaleur.
Les bubons vénériens.
La calvitie.
Les cancers.
Le carreau.
Les catarrhes en général.
— pulmonaires.
— de la vessie.
La goutte.
La goutte miliaire.
La goutte sciatique.
La gourme.
La gravelle.
Les hémorroïdes.
L'hydrocèle.
L'hydropisie.
L'hystérie.
L'impuissance prématurée.
L'inappétence.
L'incontinence d'urine.
L'insomnie.
La jaunisse.
Les maladies de la peau.
— constitutionnelles.
— contagieuses.
— syphilitiques.
Le mal de reins.
Le masque des accouchées.
Les menstrues dérangées.
La migraine.
Les névralgies.
Le nez punais.
L'odontalgie.
Les ophthalmies.
Oreilles (les douleurs d').
L'orgeiet.
Les palpitations.
La paralysie.
Les paresses d'estomac.
Le cauchemar.
Les chancres vénériens.
La chlorose.
La circulation lente ou précipitée.
Les coliques d'estomac.
Les commotions.
Les concrétions bilieuses.
La consomption.
Les convulsions.
Les pertes blanches.
Les pertes séminales.
Les pesanteurs de tête.
La pituite.
Les plaies chroniques.
Les points de côté.
Les poitrines faibles.
Les pollutions nocturnes.
Le rachitisme.
Les règles supprimées.
Les rhumatismes.
Le rhume.
La salivation.
La sciatique (goutte).
Le scorbut.
Les scrofules.
Les seins engorgés.
La surdité.
Les taies.
La teigne.
La toux nerveuse.
— de faiblesse.
— sèche.
Les tumeurs blanches.
Les ulcérations.
Les vapeurs.
Les varices.
Les vents.
Les vers intestinaux.
La vue faible par atonie.

On s'explique facilement qu'une médication spéciale, circonscrite au siége d'une maladie localisée, ou dirigée contre les symptômes, reçoive son efficacité alors surtout que les humeurs du corps viennent d'être épurées par des éliminations longtemps soutenues. Le mal cède à l'action locale ou symptomatique dès qu'il ne reçoit plus les effluves morbifères des matières putrides soustraites, dont les apports permanents alimentaient la maladie et neutralisaient antérieurement l'action médicatrice.

DU TRAITEMENT DÉPURATIF GÉNÉRAL OU ÉLIMINATEUR.

Ce traitement est une imitation de la nature dans ses voies et moyens de guérison, imitation éclairée de l'art et de la science, aidant et complétant son modèle.

Les médicaments qui le composent, variables selon l'intensité de la maladie et les aptitudes de l'estomac, ont une action dépurative générale sur tous les tempéraments et tous les systèmes, quels que soient les malades et la maladie. C'est pourquoi le traitement est applicable à tous les malades et à toutes les maladies sans distinction, mais avec des nuances dans sa marche et dans le choix des remèdes éliminateurs.

Seulement on l'approprie à la force et à l'aptitude du malade ; on le simplifie dans les affections légères ou récentes, et c'est *auxiliairement* qu'on ajoute quelquefois une médication locale, symptomatique et même spécifique.

Mais il constitue à lui seul le moyen fondamental et universel de toute guérison, enseigné, suivi et voulu par la nature.

Il est donc essentiellement curatif et préservatif de toutes les maladies.

Il peut être suivi par tout le monde, et chacun peut, en réalité, se guérir soi-même ou guérir les siens.

Le traitement dépuratif éliminateur résume, en pratique, les principes reconnus dans l'exposé de *la Médecine éliminative ou l'art de se guérir soi-même avec certitude*, enseigné par la nature et rendu à l'éducation domestique.

Il s'effectue toujours par l'expulsion des germes de la maladie dans les fluides et les humeurs nuisibles. Cette expulsion a lieu au moyen des éliminations naturelles par les trois fonctions principales : sécrétions et excrétions de la peau, des reins et des intestins.

En débarrassant l'estomac et toutes les voies digestives des matières qui s'opposaient à la digestion des aliments, le traitement rend toujours l'appétit et permet de reconstituer le tempérament par une nourriture réconfortante. On arrive, par ce double moyen, avec le temps voulu, à soustraire peu à peu du corps ce qui est mauvais et à renforcer ce qui est bon.

RÉSUMÉ SUCCINCT DE LA DOCTRINE MÉDICALE NATURELLE EXPOSÉE DANS LE *Livre de la Santé*.

Nous avons démontré, dans l'exposé de la doctrine médicale naturelle, que le mal est un comme la vie est une;

Qu'il n'existe pas, en principe, deux natures de maladies, qu'il n'y en a qu'une;

Que les matériaux usés du corps, venant à rentrer dans le sang, comme les égouts d'une grande ville dans le fleuve qui la traverse, le troublent, le vicient et l'altèrent;

Que ces éléments impurs du sang, soit qu'ils circulent avec lui, soit qu'ils se déposent comme une vase sur le trajet de la circulation, deviennent la matrice et le réceptacle des agents de la maladie;

Que la maladie, véritable Protée, apparaît sous mille formes et nuances, mais qu'au fond elle est la même;

Que toutes les manifestations de la maladies, variable pour chaque organe ou pour chaque partie d'organe, ont reçu de la science des noms innombrables et plus ou moins contradictoires, sans profit aucun pour l'art de guérir

Que la maladie est l'œuvre de petits êtres vivants, infiniment petits, intelligents, exécuteurs du mal et désorganisateurs de la vie ;

Que ces ouvriers de la maladie ne peuvent naître que dans les humeurs viciées, et qu'ils périssent dès qu'ils n'ont plus l'appui de ces foyers de corruption ;

Que la lutte engagée entre les agents harmonieux de la vie et les artisans de la mort se manifeste par l'irritation et l'inflammation à tous les degrés ;

Que l'irritation est effet et non cause de la maladie, et qu'ainsi elle peut varier à l'infini dans la forme, la cause, au fond restant invariable ;

Que devant l'unité de maladie et l'unité de cause, expression finale de la vérité, qui est l'unité par excellence, nous arrivons à l'unité de traitement, nous trouvant placés dans les conditions d'avoir au fond la même maladie à traiter.

Nous arrivons ainsi à cette encourageante conclusion : que l'art si compliqué du diagnostic, montré des hauteurs de la science classique comme inaccessible au vulgaire, se trouve déchu de l'usurpation d'une importance factice, et que les seules observations du bon sens pratique pouvant désormais aborder la vraie science médicale mise à la portée de toutes les intelligences, sauront bien trouver des indications moins compliquées de traitement, pour arriver plus sûrement à la guérison.

En effet, à quoi servent les complications inextricables du diagnostic? Où aboutissent ces distinctions infinies dans les mille formes de la maladie? Pourquoi faire autant de maladies spéciales qu'elle affecte de formes. Tous ces détours éloignent du but au lieu d'y conduire, et n'aboutissent qu'à la confusion. Mais la plus vive clarté apparaît dès que ces mille prétendues maladies sont à nos yeux les attaques modifiées du même mal, ou, en d'autres termes, mille blessures diverses faites par un même monstre.

Attaquons le monstre par les cornes, et commençons par le tuer : nous n'aurons plus à nous occuper ni de ses égratignures, ni de ses morsures plus ou moins profondes, ni de ses terribles enlacements, ni de son souffle empoisonné. Pourquoi laisser vivre cette bête féroce dans la cage du corps humain. Donc, ne perdons pas notre temps à lui rogner les griffes, à lui limer les dents; les dents et les griffes repoussent; mais quand on l'a bien tué, on n'a plus rien à craindre, et on n'a plus besoin de gardiens perpétuels pour l'empêcher de mordre et de nous dévorer.

La maladie existe; voilà tout le diagnostic. Pour l'anéantir, nos moyens d'attaque sont trouvés : il faut lui couper les vivres. Nous savons qu'elle ne peut exister sans la pourriture des humeurs, qui en forment l'aliment et le réceptacle. Privons-la de cette nourriture nécessaire par les évacuants et les dépuratifs éliminateurs. Proportionnons la puissance éliminatrice à l'intensité de la maladie et à la force du malade, adaptons-le à notre tempérament et à notre état. Voilà toute la médecine.

Si de temps en temps nous épurons la masse du sang et des humeurs, nous préviendrons à coup sûr le germe du mal, ou nous en détruirons l'incubation.

Si nous n'avons pas observé cette mesure préventive, et que le mal vienne à éclore, ne perdons pas de temps, ne prenons de conseils que de nous-mêmes; recourons à la médication éliminatrice : non-seulement nous tuerons le mal à sa naissance, mais nous enlèverons encore les germes qui peuvent le reproduire.

Si par malheur nous avons été forcés de vivre quelque temps avec la maladie déclarée, et qu'elle a pu déjà exercer les ravages sur telle ou telle partie du corps, aller d'un point à l'autre, voyager d'un organe à un autre organe, se retirer, puis revenir avec un redoublement de force, les parties visitées par le mal, ou endommagées par le monstre vivant en nous, demanderont, concurremment avec le traitement général de la médication éliminatrice, un traitement local approprié, dont tous les éléments sont fournis par la troisième partie du *Livre de la Santé*.

Enfin si, par un malheur plus grand encore, une maladie aiguë grave nous tient entre la vie et la mort, si nos forces s'épuisent, si le mal empire, le traitement doit être dirigé comme il est dit dans l'ouvrage ci-dessus.

Devant la souveraine puissance de la nouvelle médication, j'ai souvent entendu dire que la médecine palliative, ou médecine des symptômes, avec son cortége de médicaments, devenait superflue. Cela est vrai pour l'avenir; mais on sera bien forcé d'y recourir encore, si longtemps qu'il existera des maladies chroniques et locales, derniers vestiges de la maladie vieillie et enracinée dans le corps, par suite des erreurs de la médecine classique.

Mais sitôt que la nouvelle médication sera vulgarisée,

Que la prédisposition aux maladies n'existera plus,

Que notre corps ne portera plus le germe de la maladie, qui ne pourra plus éclore,

Que les maladies aiguës, privées du germe de l'incubation, et les maladies chroniques, auront perdu jusqu'à leur souvenir, j'ai la ferme conviction que l'art de guérir, infiniment simplifié, se réduira à quelques dépuratifs éliminateurs.

Je ne dis rien ici des maladies causées par accident et par blessures. Il n'a pu être question, ici, que de la médecine proprement dite.

Typographie Dupray de la Mahérie, 26, Boulevart Bonne-Nouvelle (impasse des Filles-Dieu, 5). — 187

5e ANNÉE **CULTURES ET LABORATOIRES DE LA VALLÉE DE PONTVOISIN** 5e ANNÉE

Près et par Couilly (Seine-et-Marne)

LA MÉDECINE NATURELLE

Régénérée par l'emploi méthodique des **PLANTES** et des préparations obtenues avec les **SUCS** de **plantes fraîches** sur les lieux mêmes de leur récolte, sous la direction de **M. HUREAUX**, ancien pharmacien à Paris, auteur du *Livre de la Santé,* ou l'*Art de se Guérir* AVEC CERTITUDE *enseigné par la nature,* du *Guide du Malade,* etc.

Traitement facile par Correspondance et dans l'Établissement.

Méthode naturelle, simple, facile, inoffensive, toujours efficace; CURATIVE ET PRÉSERVATIVE de toutes les maladies chroniques ou récentes causées par le sang, les humeurs et les nerfs.

C'est la médecine instinctive puisée dans la nature, dégagée de l'ignorance et des préjugés, basée sur la **dépuration méthodique** du **sang,** des **humeurs** et des **solides** par l'emploi combiné des dépuratifs et des purgatifs végétaux *rafraîchissants,* ÉLIMINANT par les sécrétions le germe de toute maladie.

Expéditions de SUCS concentrés, ROBS, et autres préparations de plantes fraîches.

Nota. — L'abondance des récoltes de 1862 permet de réduire à 10 francs la grande bouteille de **ROB** de *plantes fraîches* si supérieur au **ROB** de *plantes sèches* vendu 15 francs en pharmacie.

Avis. — Pour éviter toute confusion, les produits des laboratoires de la Vallée de Pontvoisin ne sont en dépôt dans *aucune pharmacie* à Paris.

Les envois sont **DIRECTS** et *franco.*

S'adresser DIRECTEMENT à **M. HUREAUX, vallée de Pontvoisin,** par Couilly (Seine-et-Marne).

CONSULTATIONS par correspondance et Envois des Traitements avec l'ordonnance des médecins de l'Établissement, et avec toutes les *instructions pratiques* pour le mode d'administration des médicaments.

CONSULTATIONS MÉDICALES A PARIS d'après la MÉTHODE HUREAUX, les mardis, mercredis et jeudis, de 1 à 3 heures, rue du Château-d'Eau, n° 30, au premier, près la rue de Lancry (boulevart Saint-Martin).

www.ingramcontent.com/pod-product-compliance
Ingram Content Group UK Ltd.
Pitfield, Milton Keynes, MK11 3LW, UK
UKHW022157260726
13993UKWH00005B/2420

9 782019 943776